Nuestro nuevo bebé en la UCIN

Un libro especial para hermanos y hermanas mayores

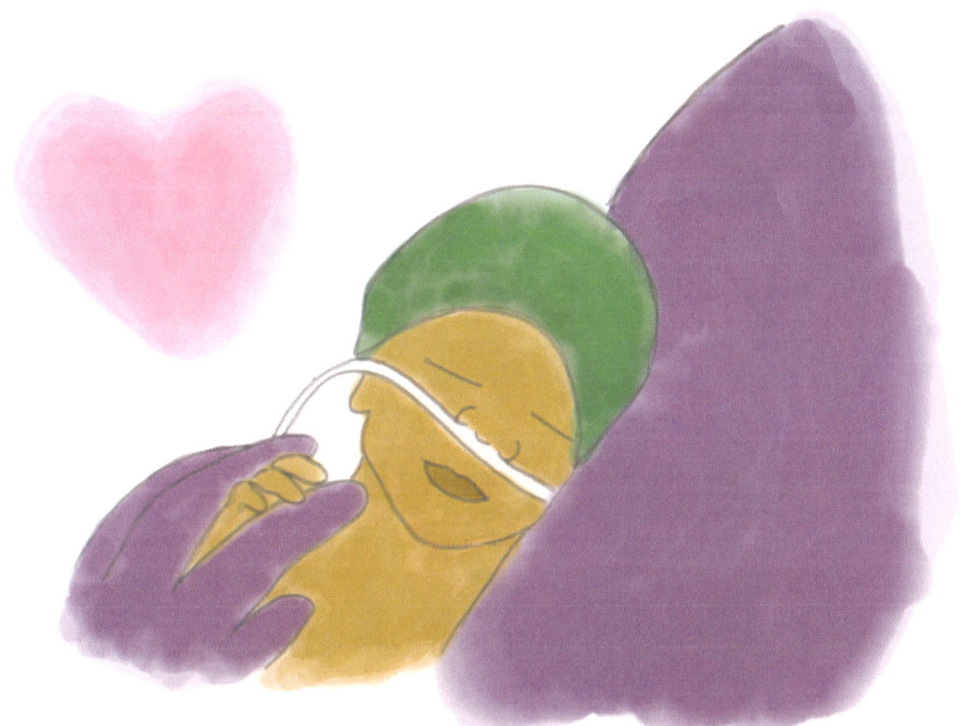

**Escrito e ilustrado por
Laura Camerona, CCLS**

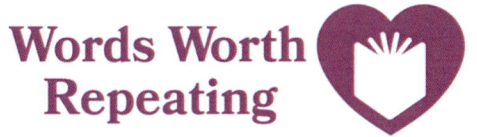

Words Worth Repeating

**Traducción al español
por Martha Elena Romero**

Número de Control de la Biblioteca del Congreso: 2026931871

Dedicado a todas las mujeres y hombres que se entregan por completo al cuidado de estos adorables bebés y sus familias. He aprendido muchísimo de varios de ustedes.

Un agradecimiento especial al personal de la UCIN por su ayuda con la edición, así como por sus consejos.

ISBN Paperback 979-8-9921012-6-3

Publicado por

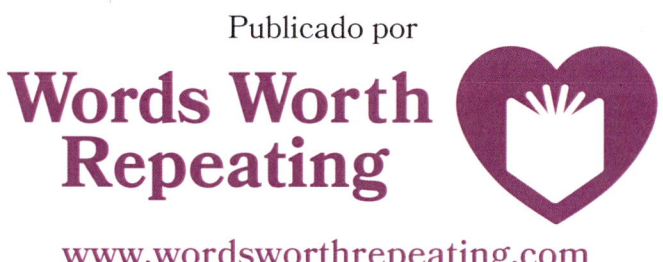

www.wordsworthrepeating.com

Consejos para apoyar a un hermano durante la estancia de un bebé en la UCIN

Pregunte al personal si su Unidad de Cuidados Intensivos Neonatales (UCIN), cuenta con un Especialista en Vida Infantil (Child Life Specialist). Consulte a este profesional del hospital para obtener asesoría y apoyo gratuitos para el hermano o la hermana del bebé.

- Si está permitido y es apropiado, lleve al hermano o la hermana mayor a visitar al bebé en la UCIN. Prepárelo antes de que ingrese a la UCIN. Leer este libro y hablar sobre lo que verán es una forma de preparar al niño. La primera vez que el niño visite, es importante que otro adulto esté con usted. Esto le dará cierta flexibilidad si su pequeño está listo para irse y usted necesita quedarse.

- Para los niños más pequeños, tenga un muñeco en casa que le permita jugar con lo que está experimentando. Cuando tenga tiempo, considere jugar al "hospital" con su niño. El juego es la forma en que los niños aprenden.

- Lleve una foto del hermano o la hermana mayor a la UCIN y péguela en la cuna del bebé. Muéstrele al niño una foto del nuevo bebé junto a su foto.

- No haga promesas. Los bebés y la atención médica son difíciles de predecir. Incluso si los enfermeros o un médico le dice que probablemente "se irá a casa mañana", es mejor decir: "nuestro bebé PODRÍA ir a casa mañana". Los bebés pueden tener un episodio, una frecuencia cardíaca baja o un resultado de laboratorio que los mantenga en la UCIN unos días más.

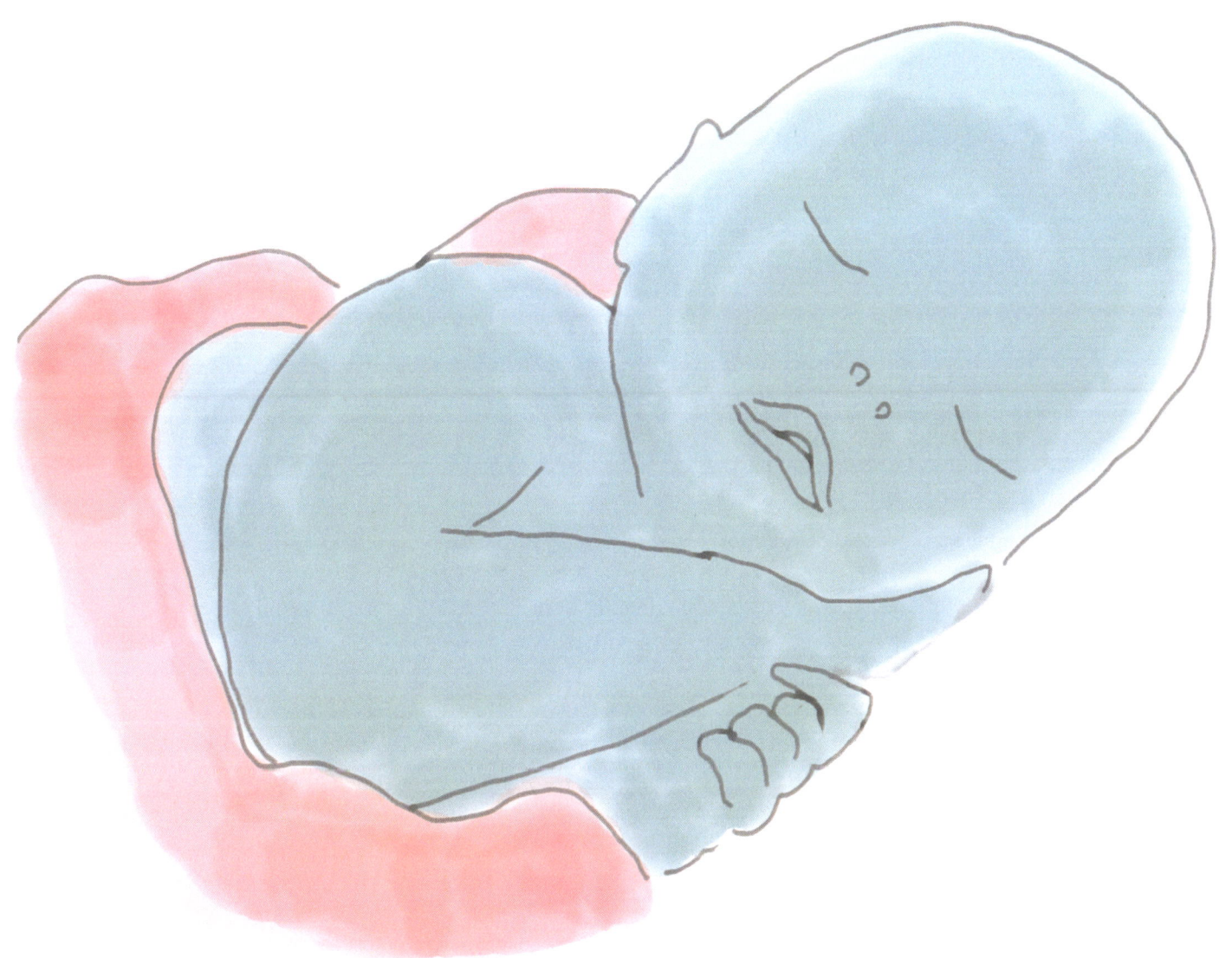

Hay un nuevo bebé en nuestra familia. Su nombre es

_____.

¡Yo soy el nuevo _____ (hermano/hermana) mayor del bebé!

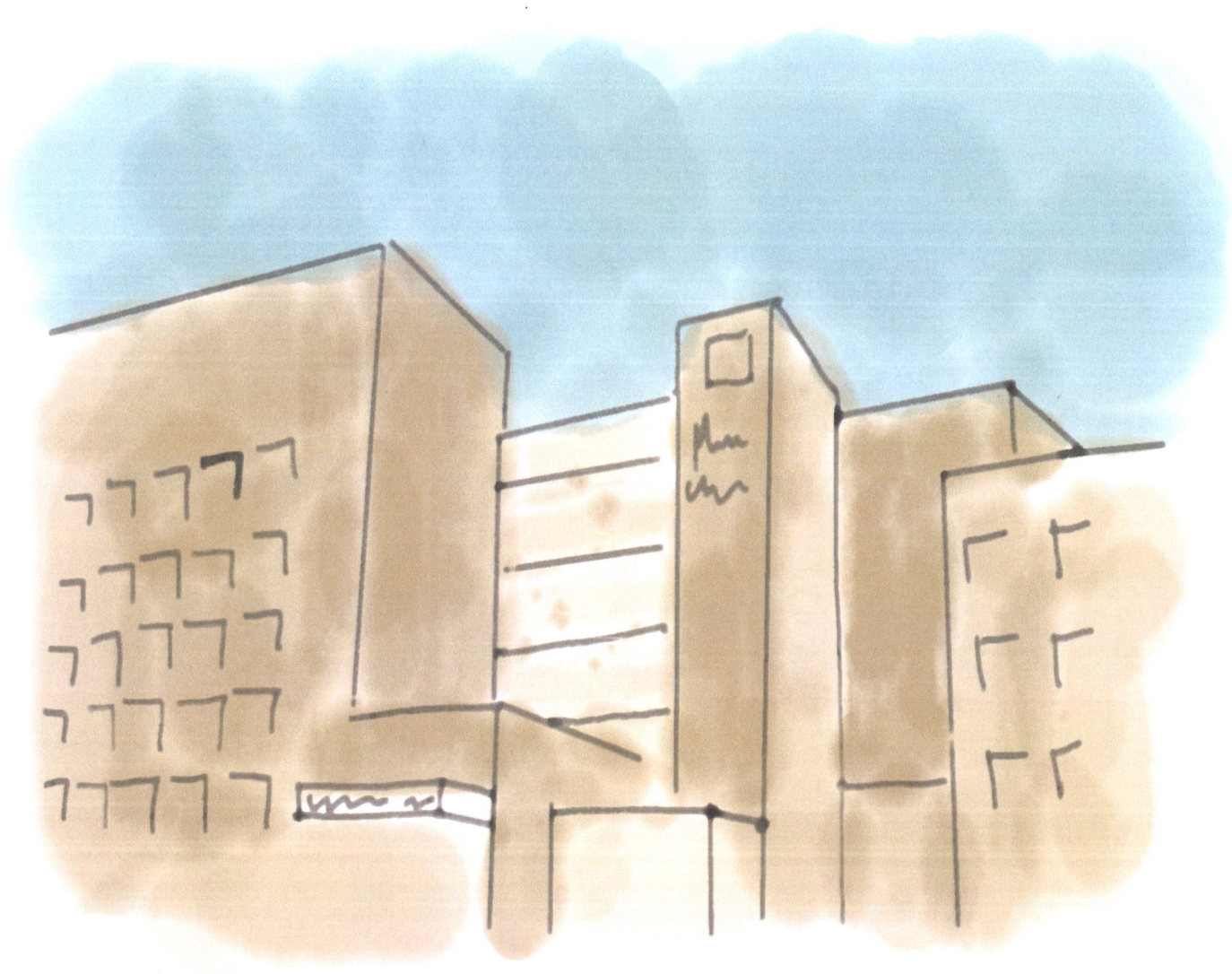

Por ahora, nuestro nuevo bebé tiene que quedarse en el hospital.
Nuestro bebé está en una parte especial del hospital llamada UCIN.

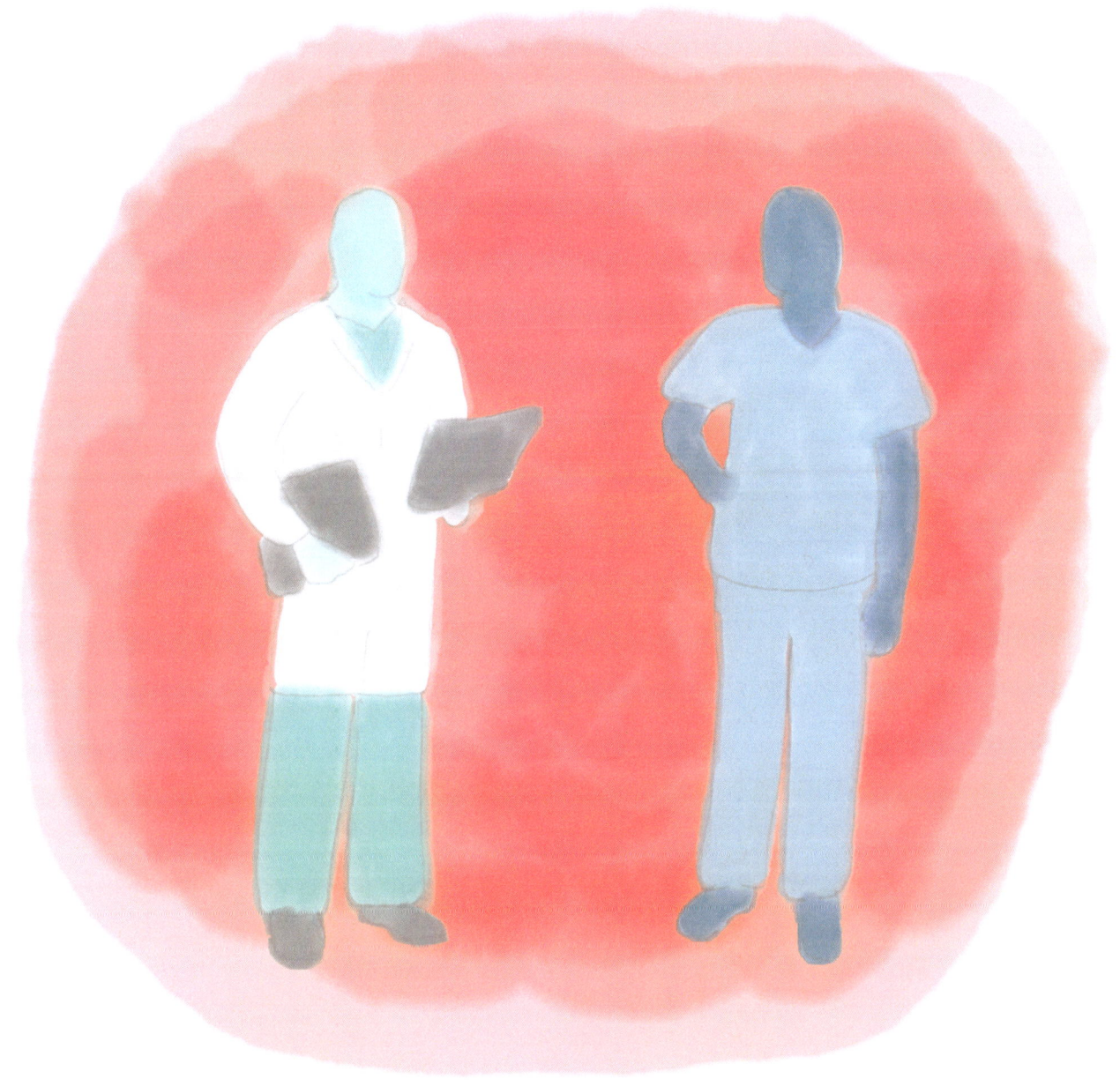

Los doctores, enfermeros y demás personal que trabaja en la UCIN han cuidado a muchos bebés.

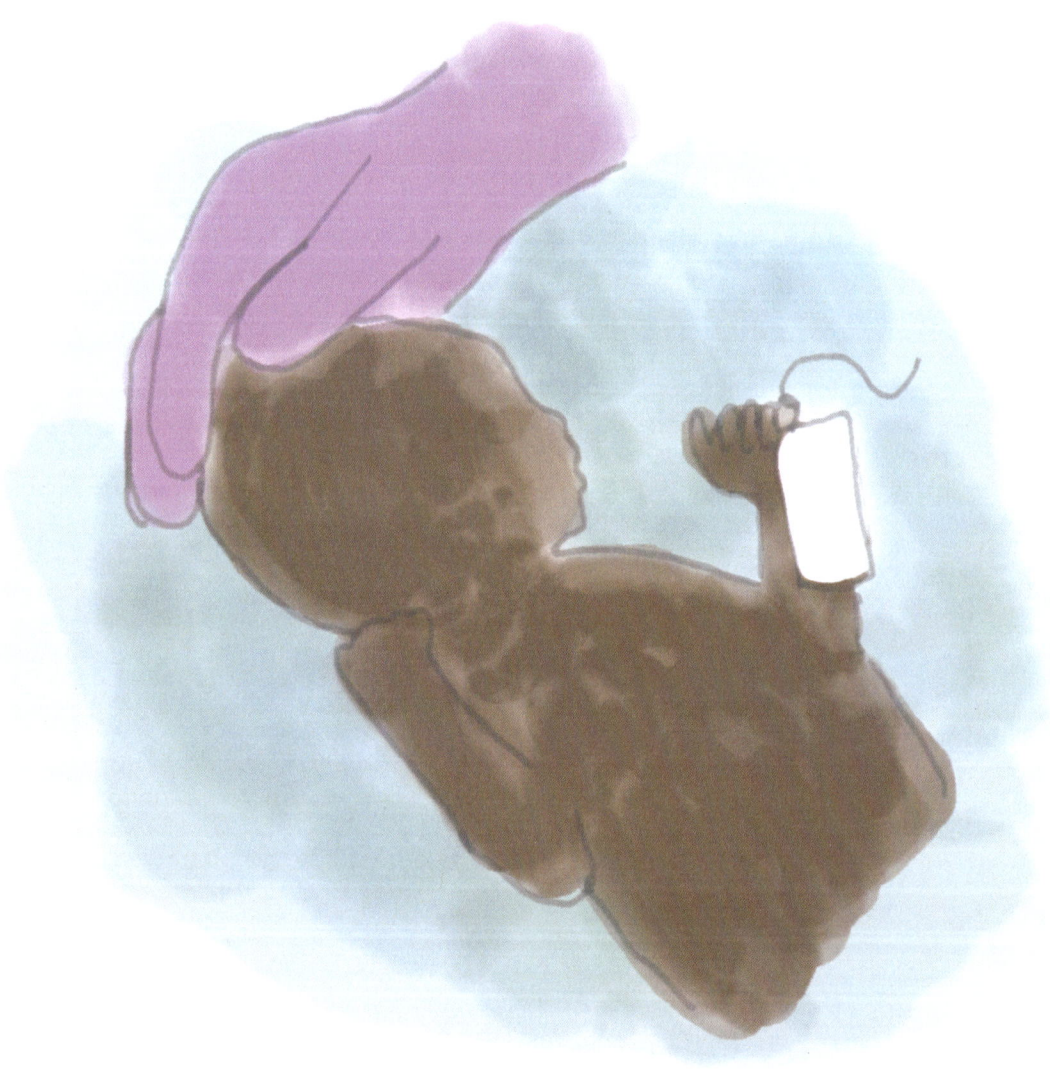

Nuestro bebé no es el único bebé en la UCIN. Los bebés que necesitan ayuda extra antes de estar listos para irse a casa, se quedan en la UCIN.

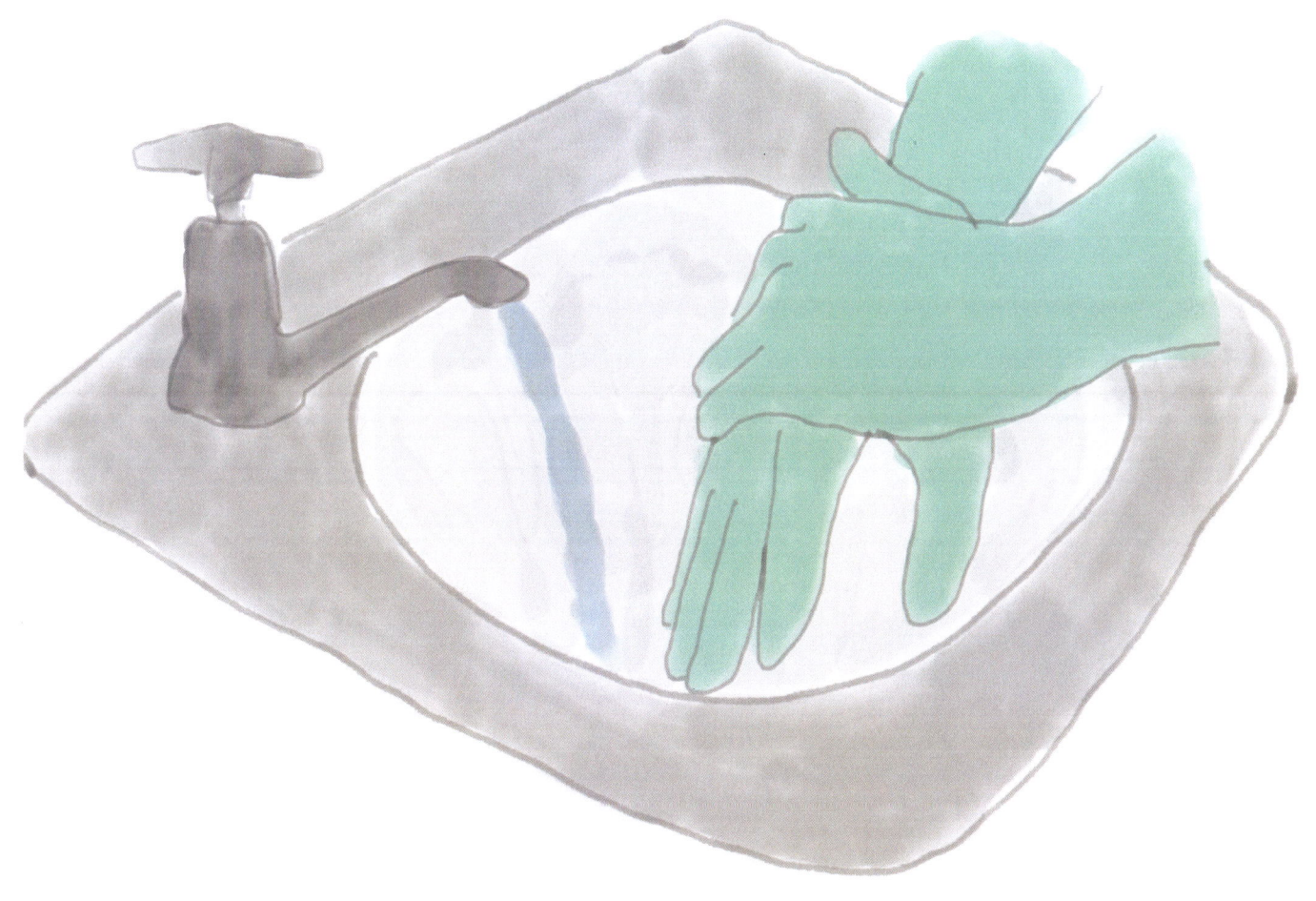

Es importante mantener a los gérmenes alejados de los bebés en la UCIN. Todos en la UCIN se lavan las manos con frecuencia. No se puede visitar la UCIN si se está enfermo.

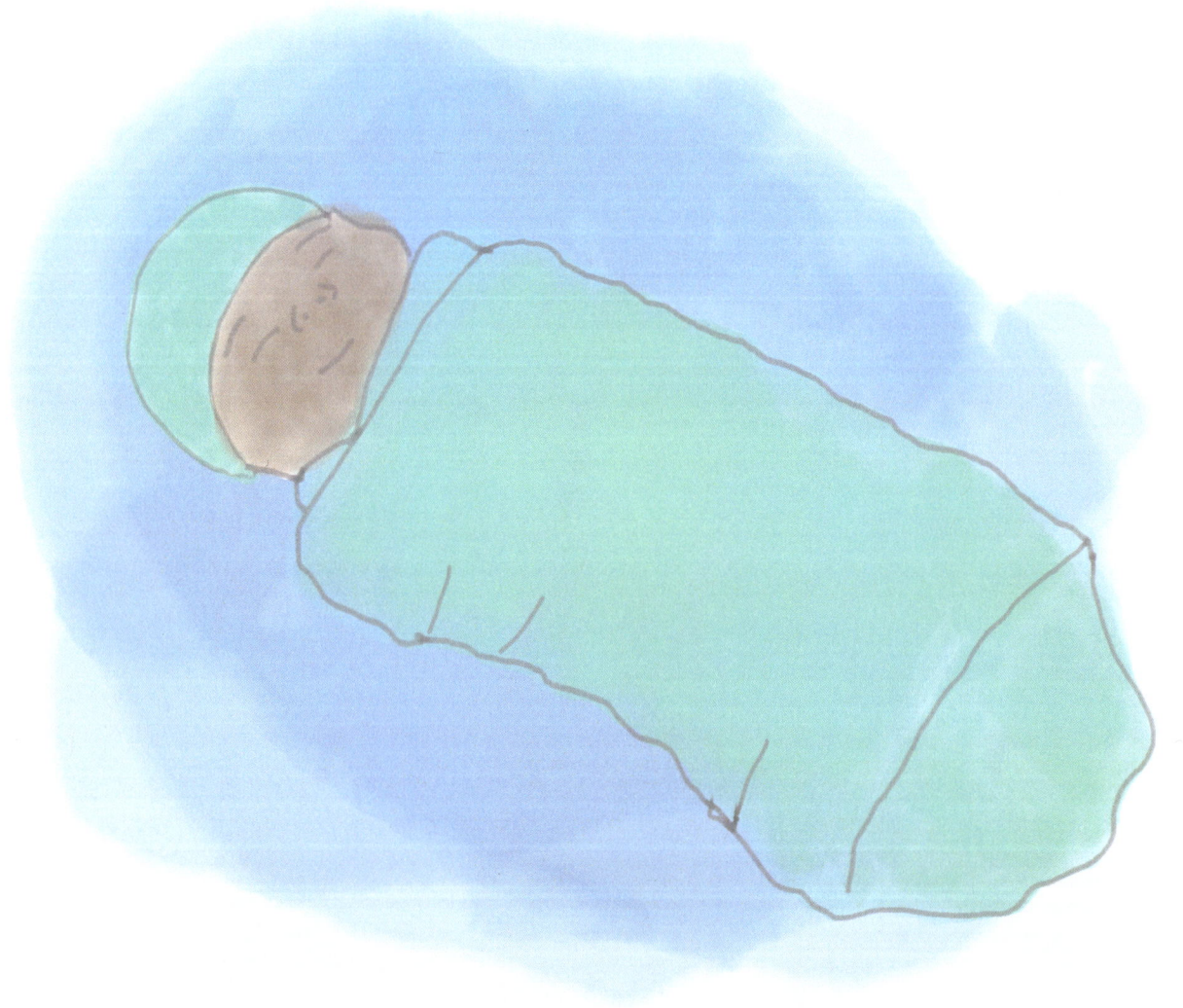

Los bebés recién nacidos necesitan mucho descanso para que sus cuerpos crezcan grandes y fuertes. Todos en la UCIN deben hablar en voz baja para que los bebés puedan descansar.

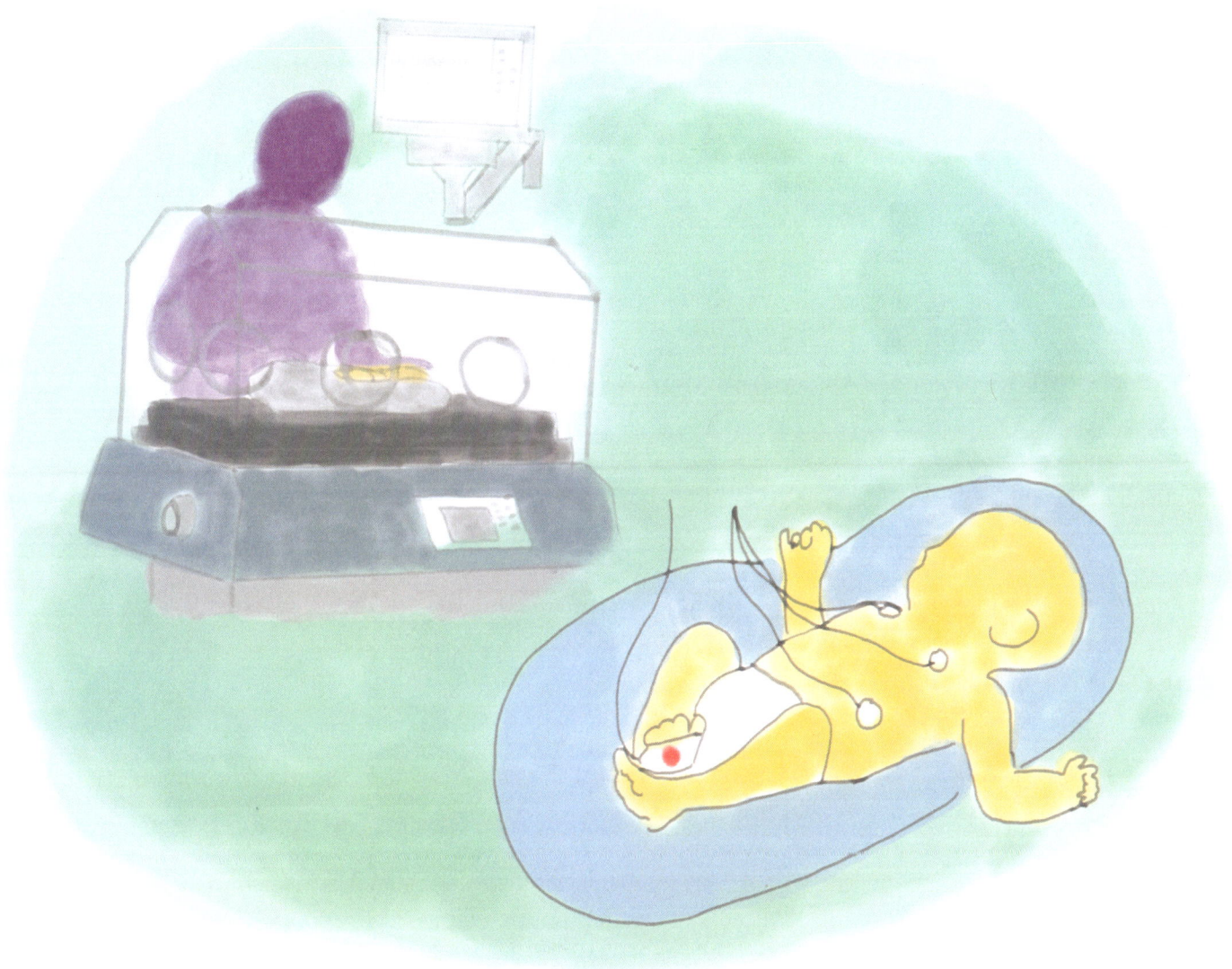

Los doctores y enfermeros observan atentamente a los bebés. Cada bebé lleva una pequeña luz roja en el pie y pegatinas en el pecho que miden su respiración y ritmo cardíaco. Los doctores y enfermeros pueden ver las mediciones en la pantalla de una computadora.

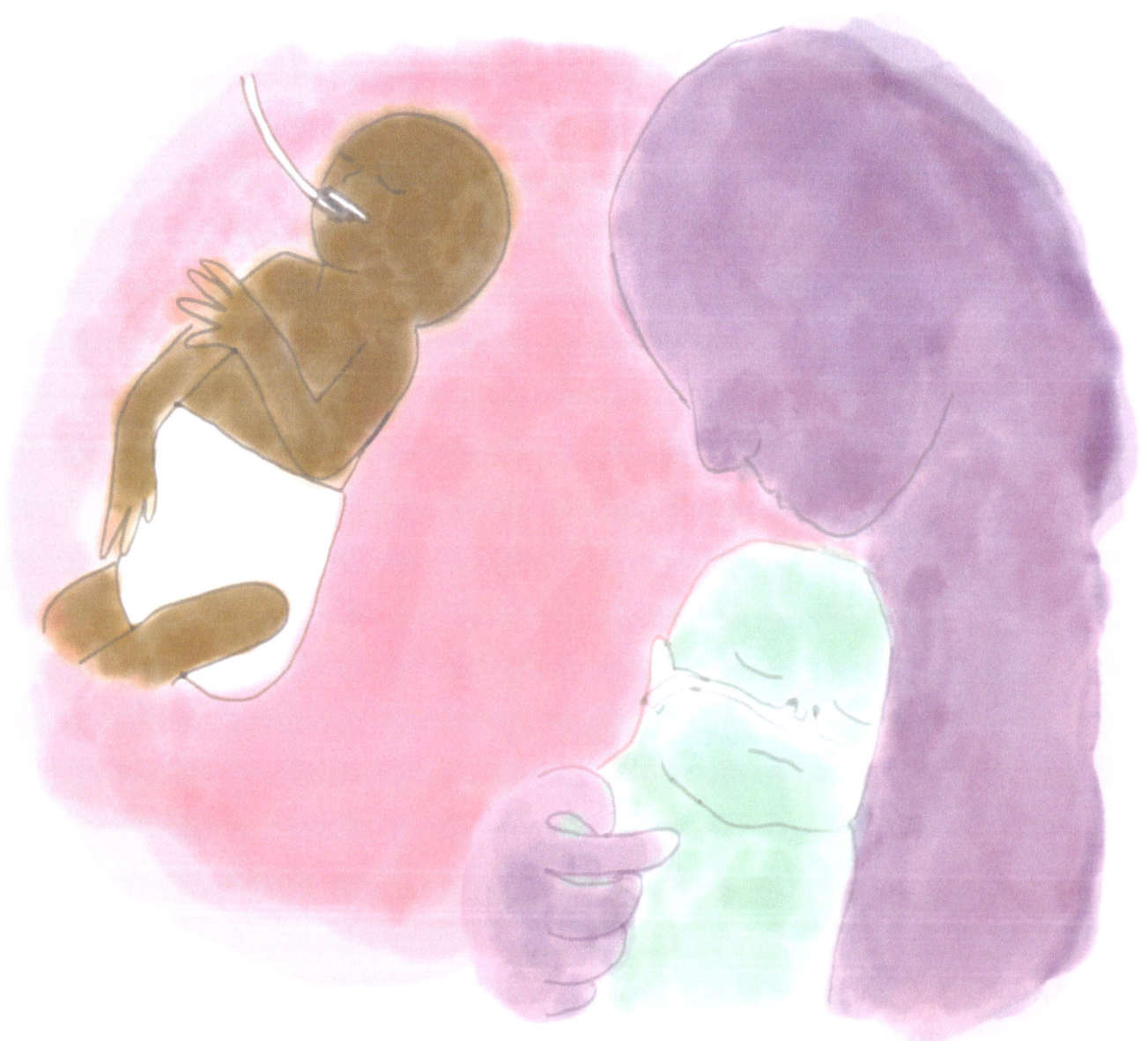

Un bebé que necesita ayuda para respirar puede tener un tubo de oxígeno junto a la nariz. Si un bebé necesita más ayuda, puede tener un tubo de respiración en la boca. Este tubo está conectado a una máquina llamada ventilador, que respira por él.

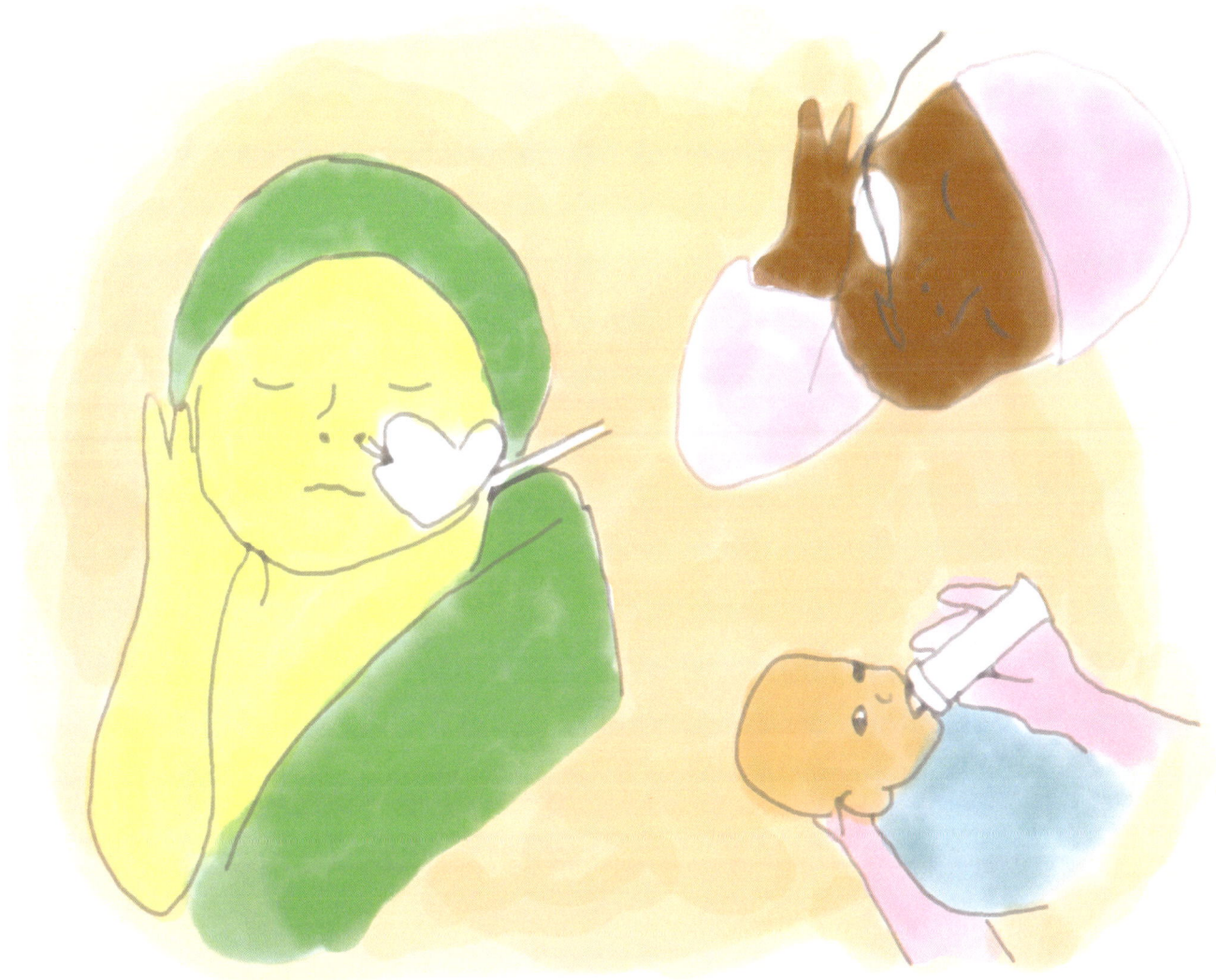

Algunos bebés necesitan ayuda para aprender a tomar leche. Si un bebé no toma toda su leche, los enfermeros pueden darle el resto a través de un pequeño tubo de alimentación. Los tubos de alimentación van en la nariz o en la boca del bebé, y ayudan a que la leche llegue a su barriguita.

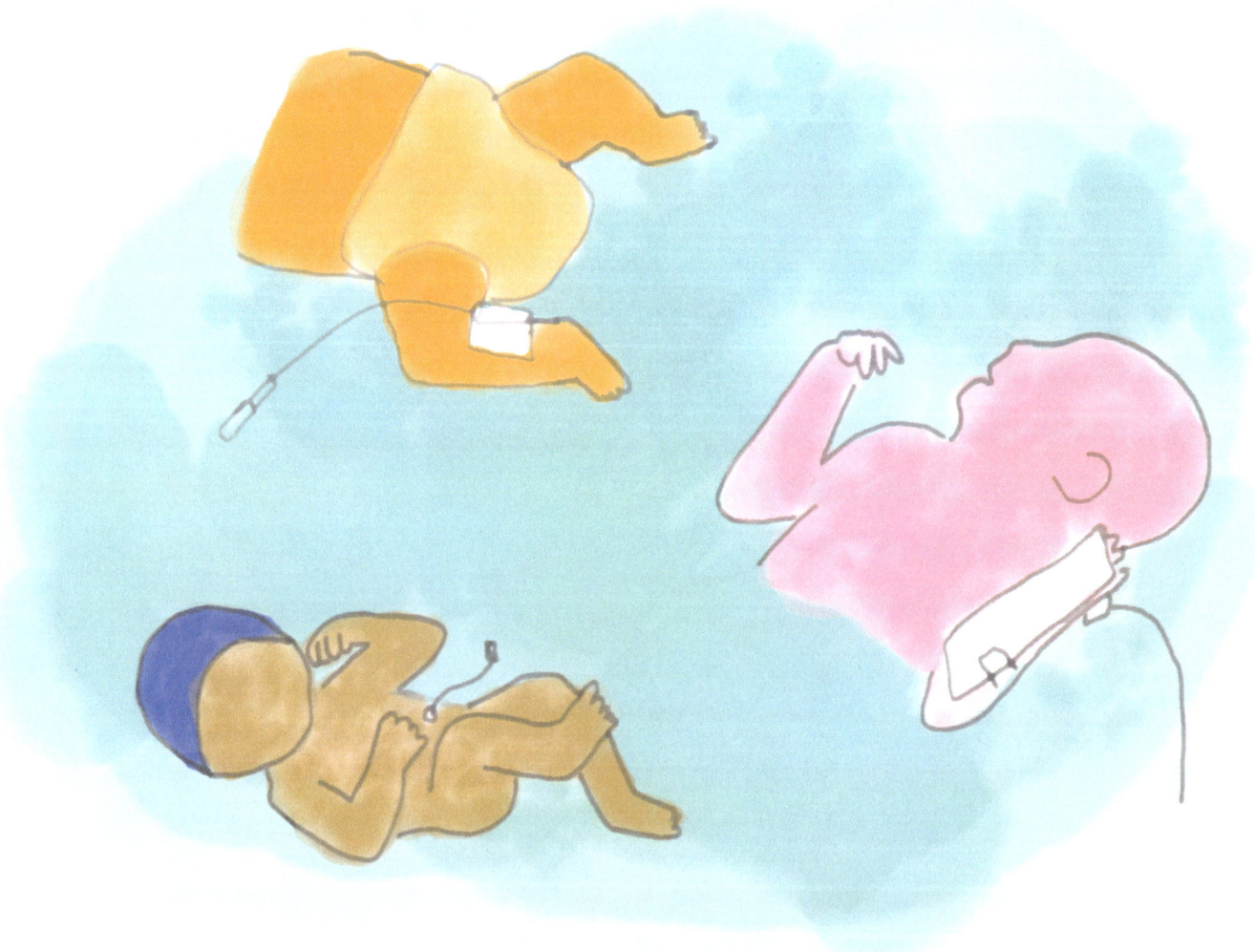

Los bebés también pueden necesitar un tubito que se conecta
directamente en la vena, se llama vía intravenosa. Los enfermeros
pueden usarla para darle medicina al bebé. Una vía intravenosa puede
colocarse en la mano, el pie, el ombligo o la cabeza del bebé. Las vías
intravenosas ayudan a los bebés a recibir toda la medicina que
necesitan.

Los bebés nos dicen que necesitan algo llorando. Un bebé puede llorar porque está cansado, tiene hambre o si algo no le sienta bien. Si un bebé llora, los enfermeros, un doctor o uno de sus padres lo revisará para ayudarlo.

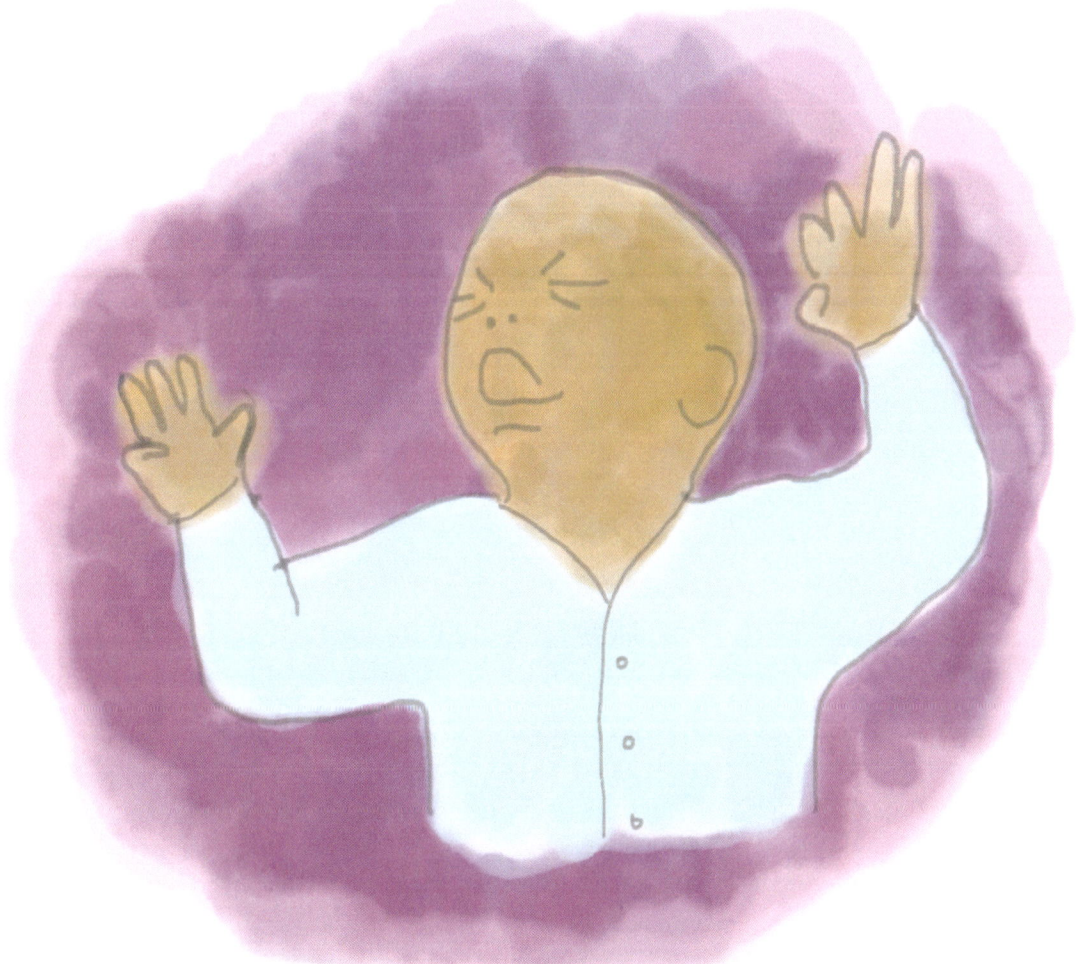

Cuando nuestro bebé llegue a casa, uno de nuestros padres lo revisará cuando llore. Llorar está bien, pero si no me gusta, yo puedo buscar un lugar tranquilo para ir y tomarme un descanso.

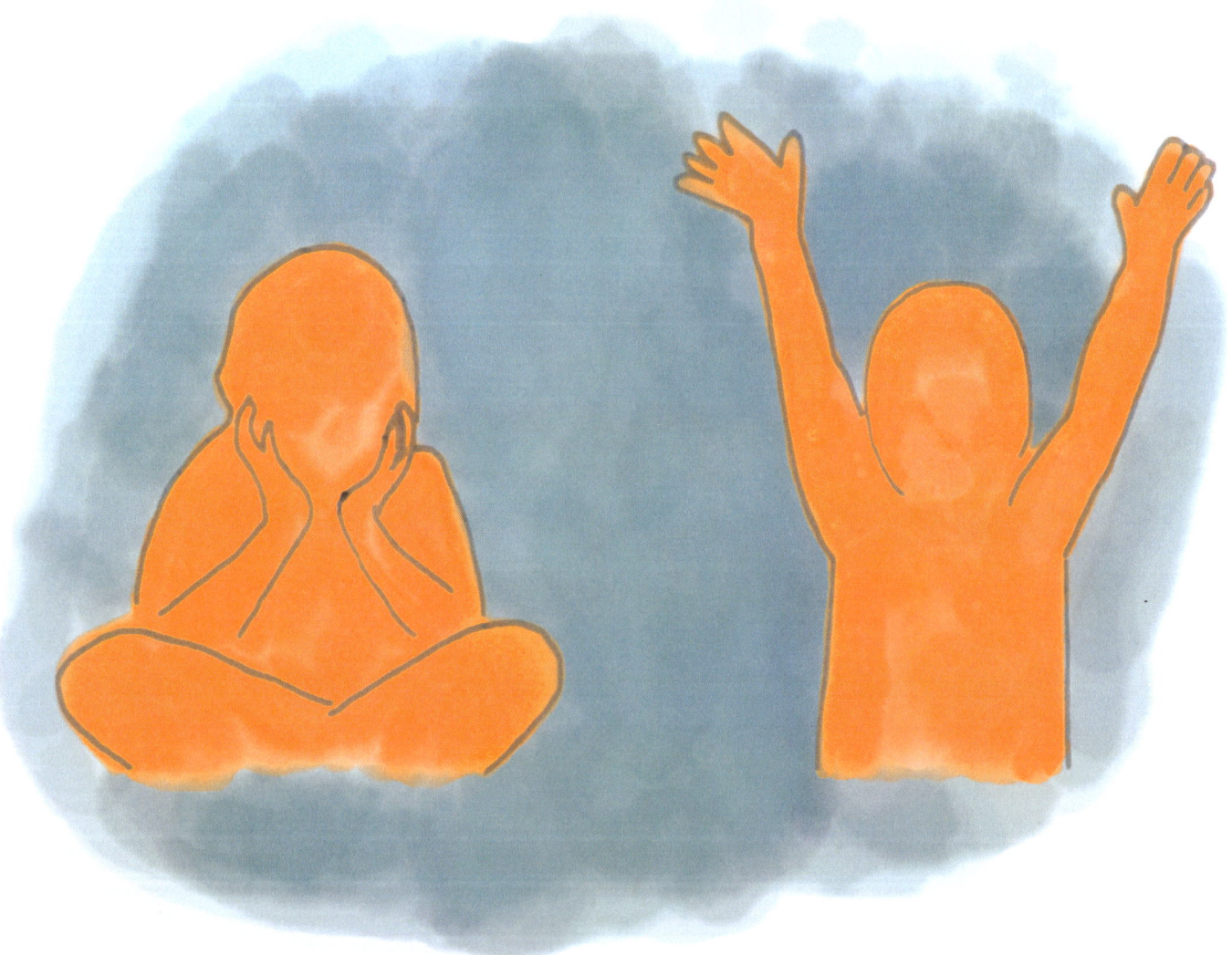

Ser un nuevo hermano o hermana puede traer muchos sentimientos nuevos. Puedo sentirme feliz porque por fin llegó el nuevo bebé. También puedo sentirme triste porque el bebé tiene que quedarse en el hospital. A veces, puedo sentir celos porque todos están muy pendientes del bebé y no de mí.

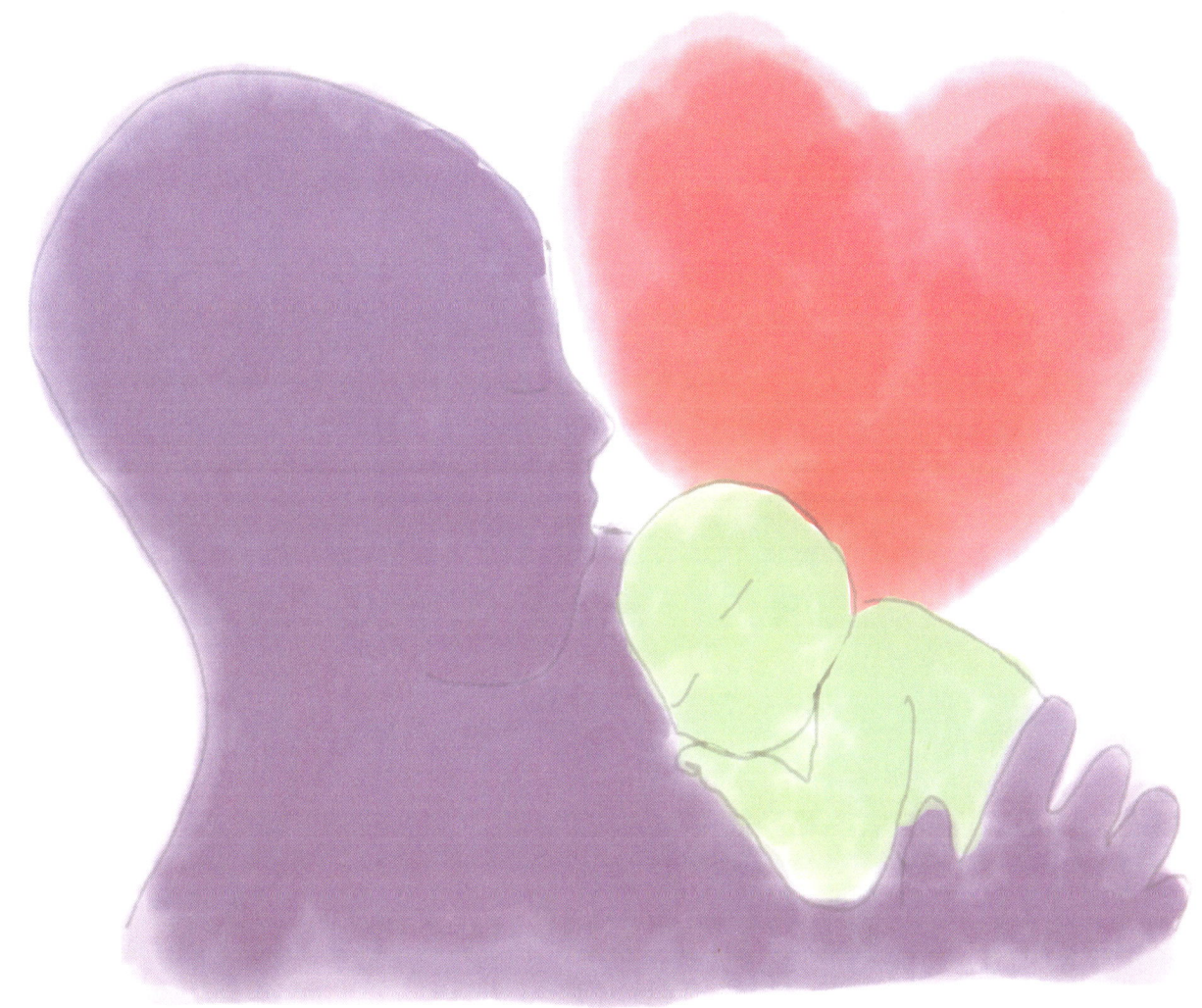

Extraño a mis padres cuando están en el hospital cuidando a nuestro bebé, pero cuando están allí, hacen un trabajo muy importante. Mis papás me quieren a mí y a nuestro nuevo bebé. ¡Sé que cuando alguno de ellos no está conmigo, me siguen queriendo MUCHÍSIMO!

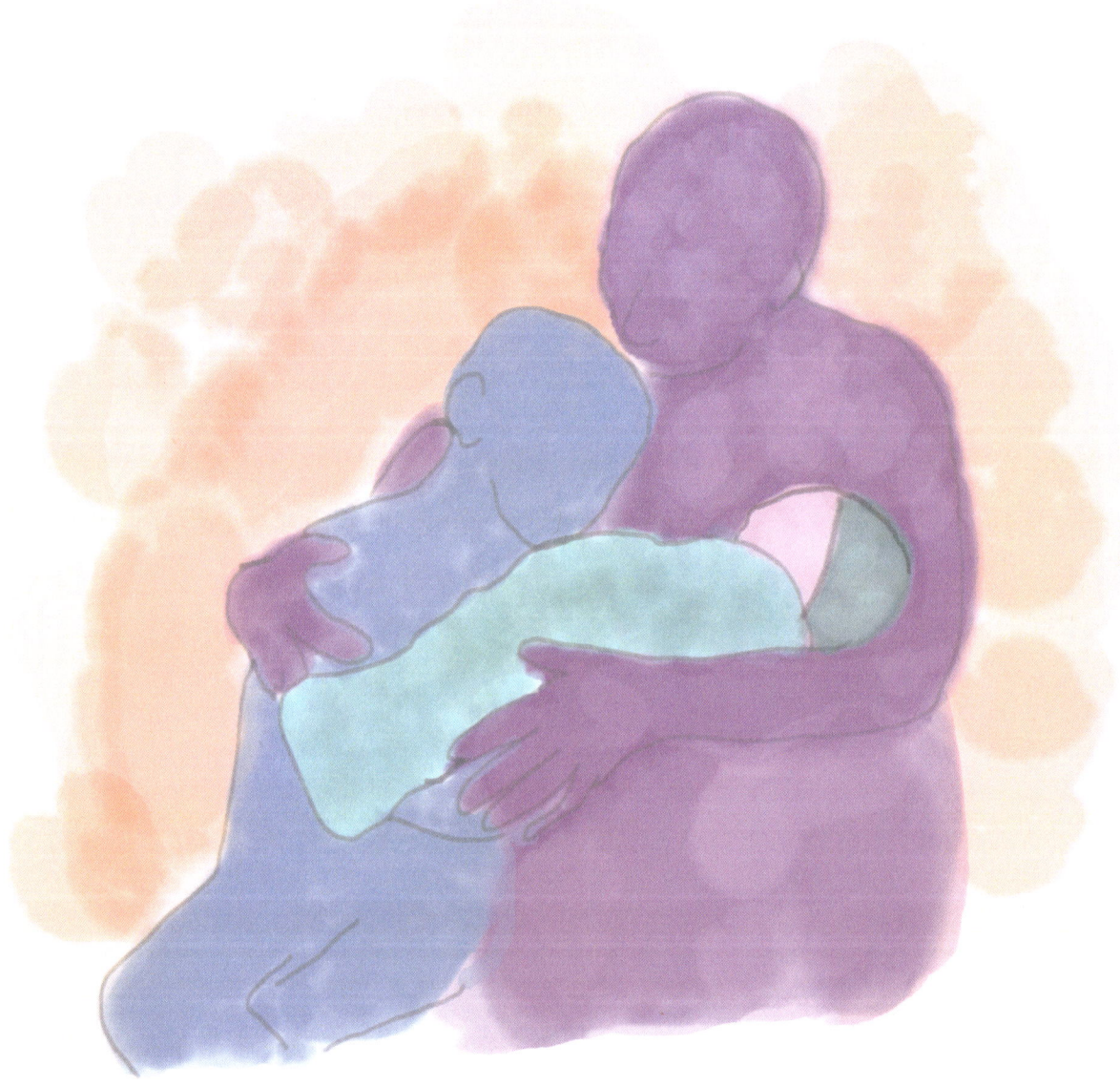

Se sentirá tan bien tener a toda mi familia junta en casa. Nuestro bebé vendrá a casa cuando esté sano y pueda tomar suficiente leche para seguir creciendo y haciéndose más fuerte. ¡Estoy deseando que llegue nuestro bebé!

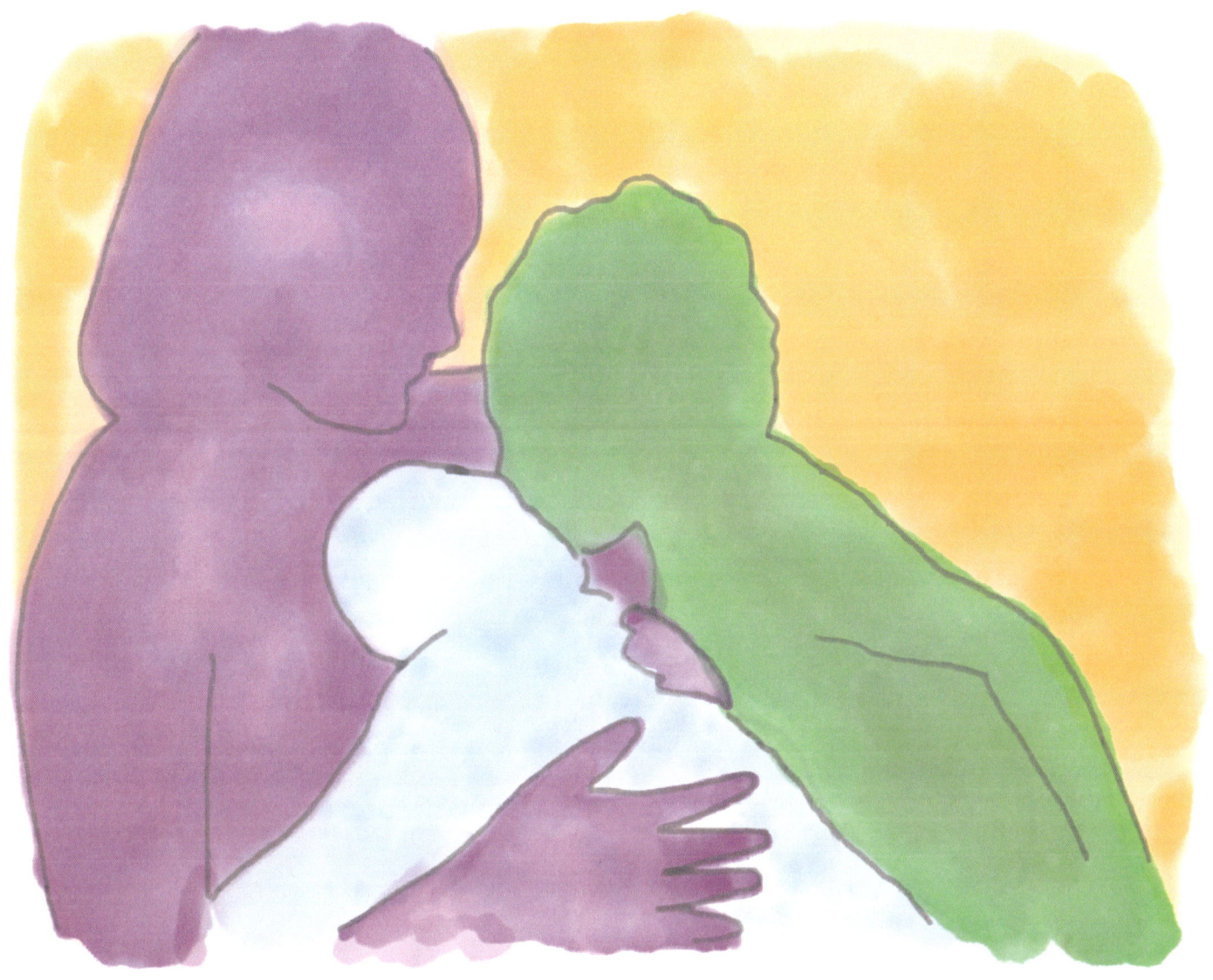

Cuando nuestro bebé esté en casa, mis papás podrán ayudarme a cargarlo. Yo puedo ayudar trayéndole pañales y cantándole.

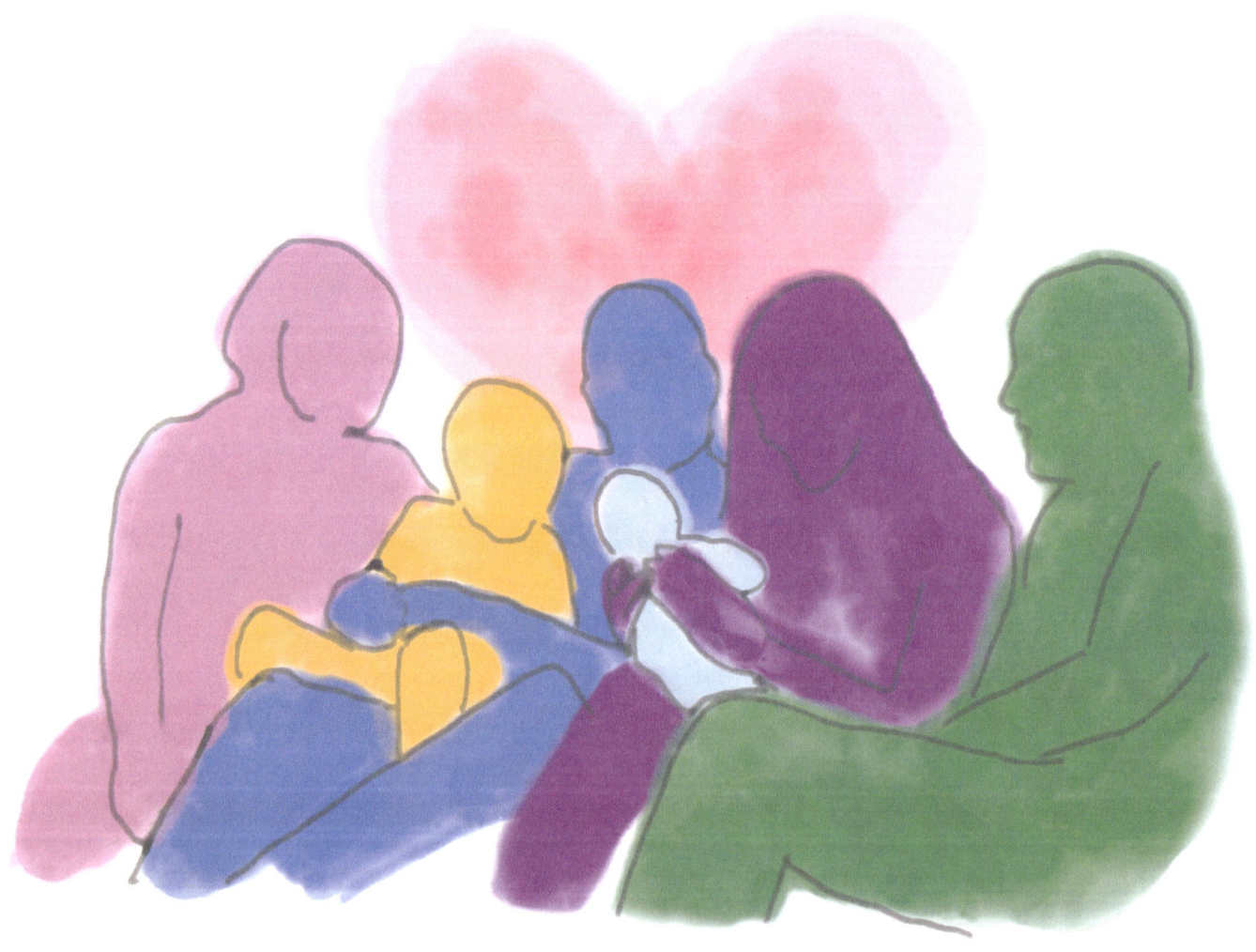

¡Soy parte de un gran equipo de personas que se preocupan por nuestro bebé! ¡Soy un/una gran _____ (hermano/hermana)!

Mi dibujo de nuestro nuevo bebé en la UCIN.
(¡Dibujar con crayones o lápices de colores es un gran trabajo
para un nuevo hermano o hermana!

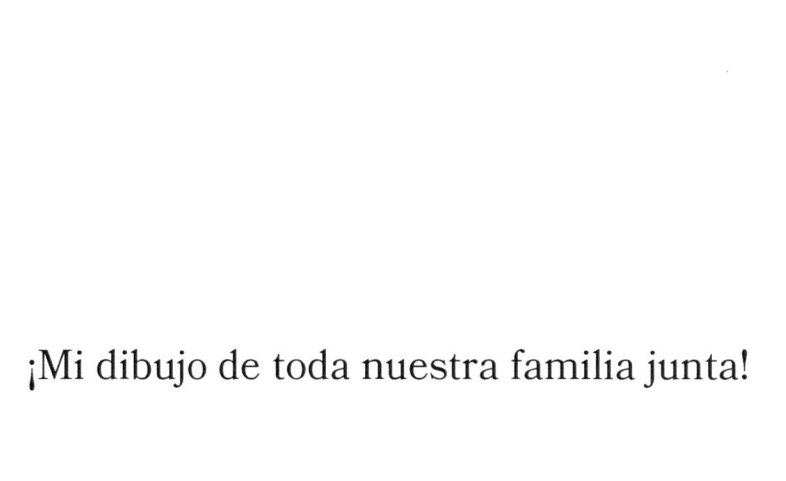

¡Mi dibujo de toda nuestra familia junta!

Glosario para familias de la UCIN

La UCIN es un área especializada y segura del hospital, dedicada al cuidado de su bebé. El personal que trabaja en la UCIN es experto en recién nacidos. A veces, el vocabulario que usan puede ser confuso. Este glosario se creó para ayudar a los niños y a las familias a comprender mejor por lo que su bebé está pasando.

Apnea/Apnea transitoria (Apnea/Apnea Spell): Cuando un bebé deja de respirar por un momento. A veces, los bebés vuelven a respirar normalmente por sí solos y, en ocasiones, necesitan medicamentos o asistencia respiratoria.

Bradicardia (Brady/Bradycardia): Cuando el ritmo cardíaco del bebé se hace más lento de lo normal. A veces, los corazones de los recién nacidos vuelven a latir normalmente sin ayuda. Otras veces, necesitan medicamentos, asistencia respiratoria o un cambio de posición para ayudarlos.

Luces de bilirrubina o fototerapia (Bili Lights): Luces azules bajo las cuales se acuesta a los bebés para ayudar a limpiar su sangre. Estas luces ayudan al cuerpo del bebé a eliminar el exceso de células sanguíneas. Para proteger sus ojos de la luz brillante, se les coloca un paño suave sobre los ojos.

Prueba del asiento de auto (Car Seat Test): Un enfermero o enfermera coloca al bebé en un asiento de seguridad y observa su respiración y frecuencia cardíaca. Esta prueba asegura que el bebé respira correctamente en esa posición.

CPAP - Presión Positiva Continua en las Vías Respiratorias (CPAP - Continuous Positive Airway Pressure): Es un tubo que introduce aire por la nariz del bebé para que descienda por los pulmones y los mantenga abiertos. Esto les ayuda a respirar por sí mismos.

Vía Intravenosa (IV): Un pequeño tubo que los enfermeros usan para darle medicamentos al bebé o para extraer un poco de sangre sin tener que pincharlo repetidamente. La vía intravenosa puede estar en la mano, el brazo, el pie, la cabeza o el ombligo del bebé.

Sonda Nasal/Oral (NG tube/ OG tube): Cuando un bebé nace prematuro o necesita cuidados adicionales en el hospital, puede estar demasiado cansado para comer. Comer es importante. Ayuda a los bebés a crecer sanos y fuertes. Los enfermeros colocan un tubo delgado en la nariz o la boca del bebé que llega hasta el estómago. Los enfermeros o uno de los padres pueden introducir leche en la sonda para alimentar al bebé hasta que pueda comer por sí solo.

Cánula nasal de oxígeno (Oxygen/Oxygen Nasal Cannula): Al respirar, los pulmones absorben el oxígeno del aire. El oxígeno es importante para el cuerpo humano. A veces, los recién nacidos necesitan oxígeno adicional para crecer y sanar. Pueden respirar ese oxígeno adicional a través de un tubito colocado junto a la nariz. Con el tiempo, sus cuerpos podrán obtener suficiente oxígeno respirando normalmente y, entonces, ya no necesitarán el pequeño tubo.

Ventilador (Vent/Ventilator): Es una máquina que ayuda al bebé a respirar, está conectada a un pequeño tubo que se introduce en su garganta. El bebé necesita esta máquina para respirar mientras su cuerpo se recupera o crece. Cuando ya no la necesite, se le retirará el tubo y se le ayudará a respirar con un CPAP o con oxígeno. (Ver CPAP y oxígeno).

Signos vitales (Vitals): El ritmo cardíaco y la respiración del bebé se miden con frecuencia usando un estetoscopio de enfermeros, o con pegatinas especiales que se colocan en el pecho del bebé, así como con una luz roja pegada con cinta adhesiva en el dedo del pie.

Este libro no cuenta con espacio suficiente para incluir todos los términos médicos confusos que se utilizan en la UCIN. Hemos seleccionado algunos de los más comunes, pero por favor, hable con su equipo médico o con un intérprete para que le ayuden. Es importante que su familia comprenda lo que le está sucediendo a su bebé.

Laura Camerona, Especialista Certificada en Vida Infantil

Con experiencia en desarrollo infantil, Laura crea libros que apoyan las necesidades de los niños y promueven la comprensión. Se especializa en escribir libros que ayudan a los padres a tener conversaciones difíciles y a apoyar a sus hijos en momentos complicados. Le encanta colaborar con personas apasionadas que trabajan en organizaciones sin fines de lucro para crear libros que apoyan a las familias que enfrentan diversas dificultades.

En su anterior carrera como Especialista en Vida Infantil en un hospital, Laura trabajó en diversas áreas, pero sus últimos 5 años los pasó en la UCIN. Estas familias y el personal ocupan un lugar especial en su corazón. Laura comprende las muchas dificultades que conlleva una estancia en la UCIN. En este libro, Laura se centró en encontrar palabras que pudieran apoyar a las familias en una gran variedad de circunstancias e ilustraciones que fueran representativas e inclusivas.

¡Descubre otros libros y servicios de Laura!

Instagram: @words.worth.repeating
Facebook: @WordsWorthRepeatingBooks

www.wordsworthrepeating.com

www.ingramcontent.com/pod-product-compliance
Lightning Source LLC
Chambersburg PA
CBRC090842120626
46551CB00008B/732